Cousin

NOTICE

SUR

L'ÉTHER.

PARIS. — IMPRIMERIE DE SAPIA
rue du Doyenné, 12.

NOTICE

SUR

L'ÉTHER

ET SON EMPLOI DANS LES OPÉRATIONS

DE LA CHIRURGIE DENTAIRE

PAR CH. COUSIN

Chirurgien-Dentiste.

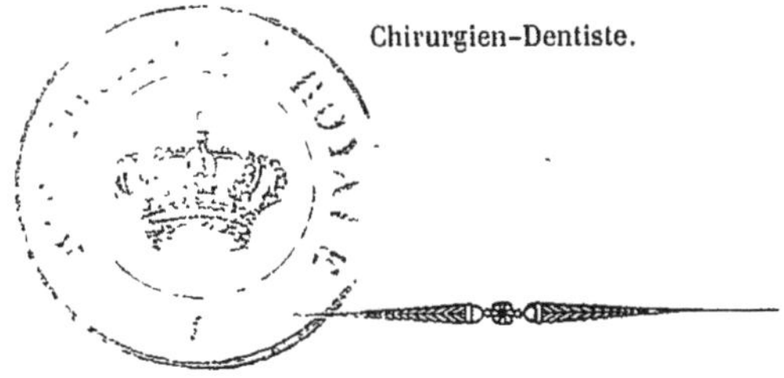

PARIS

LIBRAIRIE DE LEDOYEN, ÉDITEUR,

GALERIE D'ORLÉANS, AU PALAIS-ROYAL;

CHEZ L'AUTEUR, RUE D'ALGER, 11.

1847

[illegible]

[illegible]

[illegible]

[illegible]

[illegible]

[illegible]

[illegible]

[illegible]

AVANT-PROPOS.

Mon intention, en publiant ce travail, n'est pas de donner un Traité étendu et complet sur ce qui est relatif à l'éther, et à ses applications aux opérations chirurgicales; j'ai simplement pour but d'exposer de la manière la plus brève et la plus concise, notamment d'après les faits de ma pratique particulière, de quelle manière on doit en user; jusqu'à quelle intensité son inhalation doit être poussée; ou, en d'autres termes, à quel degré d'éthérisation il convient de s'arrêter pour les opérations que les chirurgiens dentistes sont journellement appelés à pratiquer. En précisant ce degré, qui, pour le dire tout d'abord, est celui où le malade perd la sensibilité, tout en conservant sa lucidité intellectuelle, de manière qu'il assiste, pour ainsi dire, à l'opération, sans avoir la conscience de la douleur qu'autrement il devrait ressentir, j'espère être utile aux jeunes praticiens qui me liront, en leur montrant les avantages que l'on peut retirer, pour notre art, de l'application de cette heureuse découverte.

J'indiquerai les précautions à prendre pour arriver à l'éthérisme, et celles qui sont nécessaires pour en sortir promptement. Je citerai un certain nombre d'observations qui prouvent son-inocuité en constatant ses bienfaits. Je compte démontrer que les prétendus accidents qui peuvent résulter de son emploi n'ont jamais existé qu'entre des mains inexpérimentées, ou même dans l'imagination de ceux par qui toute innovation est défavorablement accueillie, et j'ai l'espoir de rassurer par-là les personnes qui hésiteraient encore à recourir à ce précieux moyen, dont l'expérience constate chaque jour l'efficacité.

DE L'ÉTHER.

On donne le nom d'*éther* au produit de l'action de l'alcool sur un ou deux acides. Le nouveau corps qui résulte de cette action joint à son nom d'éther celui de l'acide qui a été employé à sa formation ; de là le nom des éthers sulfurique, nitrique, phosphorique, etc.

Pendant longtemps on a cru que les acides minéraux avaient seuls la propriété de convertir l'alcool en liqueurs éthérées; mais on a reconnu depuis que les acides végétaux jouissaient également de cette propriété, quoiqu'à un plus faible degré, de sorte que le nombre des éthers s'est accru presqu'indéfiniment; tels sont les éthers oxalique, citrique, tartarique, etc.

Comme presque tous ces nouveaux composés n'ont trouvé d'application ni dans les arts ni dans la médecine, je ne crois pas devoir m'en occuper. De plus, comme les éthers sulfurique, phosphorique et arsénique sont en tout semblables, que leurs propriétés et leur composition sont les mêmes, qu'ils peuvent, par conséquent, être considérés comme un seul et même corps, je crois devoir ne m'occuper ici que de l'éther sulfurique; avec d'autant plus de raison, du reste, qu'il est le seul dont on se soit servi jusqu'à présent pour produire les phénomènes de l'éthérisation, le seul que l'on trouve facilement dans la pharmacie, et que l'on peut exiger avec le degré de pureté désirable pour cette opération.

L'éther sulfurique, c'est-à-dire celui que fournit l'alcool traité par l'acide sulfurique, est, de tous les éthers, le plus anciennement connu; sa découverte remonte au commencement du seizième siècle. C'est un liquide limpide, incolore, d'une odeur forte et suave, d'une saveur chaude et piquante, beaucoup plus léger que l'eau, dans laquelle il se dissout facilement; très-inflammable, et particulièrement très-volatilisable. C'est sa légèreté, sa transparence et surtout sa volatilité qui lui a fait donner le nom qu'il porte, parce qu'on l'a comparé à l'éther, matière subtile qu'on suppose être répandue dans l'espace, et dont on se sert pour expliquer le mouvement des corps célestes.

La plupart des éthers ont été employés en médecine, mais seulement à l'extérieur; l'éther sulfurique seul est administré à l'intérieur et à l'extérieur.

Appliqué à l'extérieur, l'éther sulfurique produit, par sa prompte évaporation, une sensation de froid très-marquée, ce qui est très-utile dans les cas de céphalalgies violentes, ou quand on veut soustraire une certaine quantité de calorique accumulé dans une partie, comme par exemple dans les brûlures. Ce refroidissement local produit par l'éther est ensuite suivi d'une réaction superficielle, dans la partie sur laquelle on l'applique, avec développement d'une chaleur très-passagère; il s'accompagne, en outre, de chaleur et d'un afflux de sang vers la tête.

Administré à l'intérieur, et porté dans l'estomac, mélangé à une potion, ou sous forme de sirop, ou bien uni à parties égales d'alcool, ce qui constitue la liqueur minérale anodine d'Hoffmann, il calme les douleurs nerveuses de l'estomac et des intestins, même celles désignées sous le nom de crampes; suspend, comme par enchantement, le délire de l'ivresse, et souvent même les convulsions chez les enfants, et chez les adultes certains mouvements nerveux qui ne tiennent pas à un état maladif du cerveau. Arrivé dans l'estomac, l'éther détermine instantanément une chaleur vive, brûlante, surtout aux extrémités cardiaque et pylorique, parce que ces parties sont douées d'une plus grande sensibilité ; de là cette chaleur se répand dans toute la surface de l'estomac, produit un dégagement de gaz par la bouche, et excite plus ou moins vivement la membrame muqueuse avec laquelle il est en contact. Cette excitation va même jusqu'à l'inflammation, si l'on fait abus de ce moyen, ou si on l'emploie à forte dose, ou si on a affaire à une constitution faible, susceptible et délicate.

On administre également l'éther en lavement, mélangé à quelque liquide onctueux ou mucilagineux, mais ce moyen est rarement mis en usage ; il ne l'est que quand un obstacle quelconque empêche de l'administrer autrement. Du reste, il produit sur la membrame muqueuse du rectum les mêmes effets que sur celles de l'estomac, et et peut-être, même, ses effets sont-ils plus violents et plus redoutables.

L'éther sulfurique étant très-volatil, est souvent dirigé par les fosses nasales et porté, mêlé à l'air, jusque dans l'intérieur des poumons. On le fait fréquemment aspirer en applicant la narine sur l'orifice d'un flacon qui en contient, ou sur un linge qui en est imbibé. Son émanation, portée sur la membrame muqueuse nasale, pharyngienne et pulmonaire, y produit d'abord une impression fraiche comme sur la peau, et ensuite une excitation vive ; aussi, sous cette forme, la vapeur d'éther est-elle très-utile dans les cas de syncope, de spasmes, de faiblesse extrême, etc. Mais, jusqu'à ces derniers temps, on ne l'avait pas encore employée de cette manière au point de produire cet état d'insensibilité et de prostration générale des forces, auquel on a donné le nom d'*éthérisme*, et dont je vais maintenant m'occuper.

DE L'INHALATION ÉTHÉRÉE.

Avant d'aller plus loin, il n'est pas indifférent, vu la nouveauté du sujet, de bien s'entendre sur les mots : ainsi, 1° on nomme *inhalation éthérée* l'absorption, par les voies respiratoires, de vapeurs d'éther mêlées à de l'air respirable, et portées sur la membrane muqueuse de la bouche, du pharynx et des bronches, au moyen d'un appareil particulier destiné à cet usage;

2° La marche successive des phénomènes qui résultent de cette inhalation, ou les effets que produit graduellement l'absorption de la vapeur éthérée, se nomme *éthérisation* ;

3° On appelle *éthérisme* l'état de collapsus, d'insensibilité ou d'ivresse dans lequel on est plongé, après avoir parcouru les divers phénomènes de l'éthérisation, et dont l'éthérisme semble être la limite.

Bien que tout le monde connaisse aujourd'hui l'histoire de cette précieuse découverte, il n'est pas hors de propos, cependant, de la rappeler ici en quelques lignes.

C'est au docteur Jackson, chimiste distingué de Boston, que paraît devoir revenir l'honneur de cette nouvelle découverte; du moins c'est lui qui le premier s'est scientifiquement mis en règle en adressant, au mois de janvier dernier, à l'Institut de France, un billet cacheté contenant l'énoncé de cette découverte. Cependant, certains écrivains n'hésitent pas à attribuer cet honneur au docteur Morton, dentiste de la même ville ; et, ce qui est incontestable, c'est que les premières applications à l'homme ont été faites par ce dernier, et il semble qu'à ce titre la découverte devrait plutôt porter son nom que celui de son compétiteur. Le docteur Morton étant parvenu à extraire des dents sans causer de douleur à plusieurs de ses clients, communiqua ce fait à quelques médecins ; des applications en grand furent faites à l'hôpital de Massachusets, où successivement on enleva, sans la moindre douleur, une tumeur du cou, un sein malade, et on fit avec le même succès l'amputation de la cuisse.

Les journaux scientifiques et quelques lettres particulières ne tardèrent pas à apporter en France et en Angleterre la nouvelle des effets surprenants produits par l'inhalation de l'éther. Dès-lors, et presqu'avec la rapidité de l'éclair, des expériences furent faites concurremment dans ces deux pays pour vérifier la découverte américaine. Les appareils nécessaires à cette opération se perfectionnèrent, les applications se multiplièrent d'une manière extraordinaire, et ne tardèrent pas à apprendre que la découverte la plus précieuse pour l'humanité souffrante venait d'être faite, et qu'il était vrai que nous possédions un agent susceptible d'anéantir la sensibilité ; que désormais un opéré ne serait plus fatalement et inévitablement condamné à souffrir, non-seulement pendant l'opération, mais même avant, par l'appréhension funeste que lui cause la crainte anticipée de la souffrance.

Au milieu de l'engouement qu'a excité la nouvelle découverte, une seule voix s'est élevée pour lui adresser certains reproches que l'expérience est venue réduire à leur juste valeur ; et l'on peut dire aujourd'hui que c'est un précieux moyen irrévocablement acquis à la science, journellement mis en pratique, à tel point que les opérations faites sans lui sont l'exception, et son emploi la règle.

Je ne m'arrêterai pas à décrire les divers appareils employés jusqu'à ce jour : cela me conduirait trop loin ; du reste, tout le monde les connaît, soit pour les avoir vus, soit au moins pour les avoir vus représentés par la lithographie ou la gravure.

DE L'ÉTHÉRISATION.

Lorsque l'on fait respirer lentement et progressivement de la vapeur d'éther mêlée à l'air atmosphérique, les phénomènes de l'éthérisation commencent et se manifestent dans l'ordre suivant : la poitrine éprouve un sentiment de chaleur qui se répand dans tous les organes ; le pouls s'accélère, les yeux s'injectent. L'ouïe est le premier des sens qui s'obscurcit; des bourdonnements s'y manifestent, ils deviennent de plus en plus intenses, et le moindre bruit les exaspère. Une espèce de frisson s'empare des membres et gagne le tronc, les battements du cœur se ralentissent, les mouvements perdent leur force et leur assurance, et un engourdissement général s'empare de la personne qu'on éthérise. Bientôt elle éprouve un éloignement et une indifférence pour tout ce qui l'entoure, un besoin irrésistible de repos, afin de jouir du vague infini qui commence à l'envahir.

Dès-lors, la face se détend, la vue s'obscurcit, les yeux deviennent brillants et se tournent en haut, les paupières s'abaissent, l'ouïe cesse de s'exercer; l'odorat, le goût, le toucher perdent également leurs fonctions, et chaque inspiration semble hâter le terme de l'éthérisation.

« Des accès de gaieté irréfléchie se révèlent par un rire irrésis-
« tible ; plus rarement un sentiment de tristesse s'empare de l'in-
« dividu, qui sent les idées lui échapper, à mesure que ses sens
« refusent de le mettre en contact avec le monde extérieur. Bientôt
« sa sensibilité s'émousse et finit par disparaître ; les inspirations
« sont lentes et bien cadencées, le pouls tranquille et régulier. A
« cela succède une impression obtuse et indéfinissable, l'intelli-
« gence nage dans un vague infini, qui aboutit pour quelques in-
« dividus à un bonheur indicible. »

C'est cet engourdissement général qui abolit la sensibilité et permet au chirurgien d'exécuter les opérations les plus graves sans provoquer la moindre douleur. On peut le résumer en trois mots : excitation, engourdissement, insensibilité. Ce degré de l'éthérisation est bien suffisant pour le chirurgien dentiste ; c'est celui auquel je m'arrête constamment et auquel j'invite mes jeunes confrères à se borner. Voilà pourquoi j'ai cherché à le décrire avec soin.

Si l'on pousse l'éthérisation à un degré plus considérable, « la
« respiration devient stertoreuse, la face pâlit, les extrémités se
« refroidissent, les mouvements, l'intelligence, la sensibilité sont
« suspendus ; la vie de relation tout entière semble anéantie. »
Ce degré est rarement utile ; et s'il l'est quelquefois, ce ne peut être que pour la pratique des graves opérations de la chirurgie.

Enfin, à un degré d'éthérisation encore plus avancé, « la res-
« piration cesse, les battements du cœur sont rares et impercepti-
« bles, puis complètement nuls ; la vie organique est elle-même
« momentanément enrayée. C'est cet état de mort apparente, si
« rapproché de la mort réelle, qu'on a si énergiquement caracté-
« risé sous le nom de cadavérisation (1). » Il n'est jamais nécessaire de pousser l'éthérisation à ce point chez l'homme, et si on l'a quelquefois obtenu, ce ne peut être qu'accidentellement et en raison de l'impressionabilité des organes de certains individus. Quand il est produit, on doit se hâter de le faire cesser par tous les moyens possibles.

(1) *Des effets physiologiques et thérapeutiques des éthers*, par le docteur Chambert.

Le premier degré de l'éthérisme, celui qui a pour caractère prédominant l'insensibilité, se développe ordinairement avec un appareil convenable, en cinq ou six minutes; chez quelques personnes, un peu plus tard, mais chez quelques autres en quelques secondes. On conçoit, du reste, que ceci doit dépendre de la sensibilité des individus.

La durée de l'éthérisme, c'est-à-dire de cet état où la faculté de sentir et de se mouvoir est momentanément suspendue, est également fort variable; tantôt elle se maintient quelques secondes, quelquefois elle dure une dizaine de minutes, le plus ordinairement elle varie entre une et cinq minutes; c'est, on le voit, plus de temps qu'il n'en faut pour la pratique des opérations de la chirurgie dentaire, et notamment pour l'extraction d'une ou plusieurs dents.

Quand cet état est arrivé à son terme, il se dissipe d'une manière insensible; les facultés reparaissent dans le même ordre qu'elles ont été suspendues; le mouvement revient graduellement; les paupières s'entr'ouvrent et les yeux revoient avec étonnement les objets et les personnes qui les entourent; les idées se débrouillent, l'individu semble renaître, le pouls et la respiration reviennent à l'état normal, et la peau reprend sa chaleur naturelle.

Si l'on demande à la personne que l'on vient d'éthériser ce qu'elle a ressenti, elle répond qu'elle n'en sait rien, mais qu'elle a fait une foule de rêves délicieux, des rêves bizarres et comme elle n'en a jamais fait, ou qu'elle a éprouvé des sensations bien extraordinaires, et qu'elle s'est trouvée bien heureuse. Et quoique cet état, qui en réalité n'a duré que quelques minutes, lui ait paru avoir la proportion de quelques années, elle regrette qu'on l'en ait retiré sitôt. Quelques-unes demandent à y revenir; d'autres éprouvent un accès de gaieté extraordinaire; certains, un sentiment de tristesse.

Un jeune homme que j'avais éthérisé pour l'extraction d'une dent, arrivé à l'état d'insensibilité, sembla témoigner par son regard un sentiment de défiance; et au moment où j'allais pour lui extraire sa dent, il quitta lestement le fauteuil sur lequel il était assis, et se mit en garde pour boxer.

Un client de M. le docteur Laugier, M. le comte de Saint-P., m'est adressé par cet honorable médecin pour lui faire l'extraction d'une dent de sagesse fort difficile; au moment de l'insensibilité, il reste le tube de l'appareil à la main, immobile, l'air égaré, les yeux fixes, et quand j'approche les mains de sa bouche pour lui extraire sa dent, il semble sortir de son sommeil comme un individu surpris, se lève, court et veut se sauver dans la rue; je l'arrête, et bientôt l'éthérisme se dissipe, après lui avoir jeté un peu d'eau à la figure. Il voulut recommencer l'opération, mais je crus prudent de la remettre à deux jours. Ce jour-là, les mêmes phénomènes se produisirent; je le fis asseoir et maintenir assis par deux aides; il fit beaucoup de résistance, gesticula, et me mordit le doigt; puis, tout à coup, il éprouva un mouvement d'impatience, et s'écria : *Opérez! opérez !* Je saisis cet instant de bonne volonté, et sa dent fut extraite sans qu'il éprouvât la moindre douleur. Revenu à lui, et bien qu'il n'eût qu'une idée confuse de ce qui s'était passé, il avoua que le mouvement d'impatience qu'il avait éprouvé provenait de la crainte qu'il avait eu qu'on ne profitât pas de son insensibilité pour lui ôter sa dent.

Une dame de mes clientes, à peine revenue de son éthérisme, m'avoua, à mon grand étonnement, qu'elle eût été heureuse de mourir en cet état.

Une jeune fille de seize ans, que M. le docteur Amussat éthérisa plusieurs fois pour détruire par le caustique une tumeur variqueuse située dans l'intérieur de la bouche, fut prise chaque fois, en sortant de son éthérisme, d'une gaieté folle qui se manifestait par des éclats de rire intermittents qu'elle ne pouvait modérer. La durée de ce phénomène était d'environ une heure.

Cette jeune personne a présenté une autre particularité : c'est qu'ayant été primitivement cautérisée plusieurs fois avant que les propriétés merveilleuses de l'éther fussent connues en France, elle éprouvait une douleur si vive, que chaque cautérisation était suivie d'une espèce d'attaque de nerfs; aussi faisait-elle tout son possible pour éloigner le moment d'une nouvelle cautérisation. Lorsqu'on l'eut une fois éthérisée, non-seulement elle ne ressentit plus de douleur, mais elle éprouva un bonheur indicible, des rêves délicieux, dont elle ne put donner une idée qu'en disant : qu'il y avait entre le rêve produit par l'éther et le rêve ordinaire la différence qu'il y a entre celui-ci et la réalité; et, loin d'éloigner le moment des autres opérations, elle voulait, au contraire, constamment en rapprocher le retour.

Chez cette demoiselle, les inhalations d'éther eurent donc le double avantage de la rendre insensible à la douleur, et de la guérir de la douleur anticipée que lui causaient les appréhensions de la cautérisation

Elle fut éthérisée, avant d'être complètement débarrassée de sa tumeur, environ quatre ou cinq fois. Elle affirma que les sensations de bonheur qu'elle avait ressenties avaient été constamment en diminuant de la première à la dernière, de sorte qu'il y avait une grande différence entre l'intensité des premiers effets et celle des derniers, ce qui semblerait établir que nos organes peuvent se familiariser avec les vapeurs d'éther comme avec tout autre agent extérieur, ou que la vivacité de la sensation qu'elle détermine s'émousse par la répétition.

Je dépasserais bientôt les limites que comporte une pareille publication, si je voulais rapporter ici toutes les particularités extraordinaires que présente l'éthérisation chez les divers individus, ou noter les diverses espèces de sensations qu'ils paraissent éprouver pendant la durée de l'éthérisme. On comprend sans peine que tous ces phénomènes doivent dépendre d'une infinité de causes, comme le lieu, le temps, l'état de santé ou de maladie, etc., varier considérablement suivant les individus, et surtout être en rapport avec l'impressionabilité des organes ou la susceptibilité nerveuse de la constitution.

La sensibilité, le mouvement et l'intelligence, ces trois grandes facultés de la vie de relation, ne sont pas toujours anéanties ensemble; cela arrive quelquefois, mais n'a rien de constant. L'insensibilité a toujours lieu, soit seule, soit accompagnée de la ces-

sation de l'une ou de l'autre de ces facultés, ou de toutes les deux à la fois.

La description que j'ai donnée des phénomènes de l'éthérisation, soit dans sa période de développement, soit dans celle de disparition, peut s'appliquer à la généralité des cas et en résumer l'ensemble; mais il ne faut pas croire qu'elle puisse contenir les variétés infinies que ces phénomènes peuvent présenter. De même, aussi, il n'est pas nécessaire que les divers phénomènes dont j'ai tracé le tableau se reproduisent en entier, pour que l'éthérisme ait lieu. Souvent un ou plusieurs d'entre eux manquent ou se succèdent avec une telle rapidité, qu'on a peine à les apercevoir.

Suivant M. Blandin, les périodes de la marche ascendante de l'éthérisation se succèdent avec une telle rapidité chez certains individus, qu'elles paraissent en quelque sorte confondues entre elles, et qu'il est difficile de les distinguer les unes des autres. Celles de la disparition progressive, au contraire, se déroulent avec lenteur et dans un ordre parfaitement régulier.

DES

APPLICATIONS PRATIQUES

DE L'ÉTHÉRISATION.

Les phénomènes de l'éthérisation étant aujourd'hui suffisamment étudiés, il est facile, je pense, d'en faire à la pratique, et particulièrement à celle de la chirurgie dentaire, des applications convenables.

Avant d'aller plus loin, je crois devoir répondre à une objection que l'on fait journellement, et qui, émise avec un certain ton d'assurance par les gens qui ne souffrent pas, me semble plus spécieuse que fondée ; la voici : Les opérations que les chirurgiens-dentistes pratiquent habituellement étant de peu d'importance pour la vie, et surtout de courte durée, il est inutile de soumettre les malades à une préparation qui ne laisse pas de causer à l'économie un certain trouble, quoique passager, préparation qui, en outre, est plus longue que l'opération que l'on a à subir. A cela je réponds que c'est faire bon marché de la douleur, et que ce n'est pas ainsi que pensent ceux qui souffrent. Je connais des personnes d'une certaine valeur scientifique et même d'un certain courage, pour qui la douleur que leur cause l'extraction d'une dent, par exemple, est une chose atroce, et l'appréhension de cette douleur une torture telle qu'ils préfèrent souffrir constamment plutôt que de se soumettre volontairement à l'extraction d'une dent cariée. Eh bien ! si de telles personnes, qui connaissent les phénomènes que produisent les inhalations éthérées et les perturbations qu'elles occasionnent, viennent vous dire qu'elles veulent en subir les conséquences et être éthérisées pour ensuite être opérées, que peut-on leur répondre? Rien !

Si donc il convient de ne pas leur refuser les bénéfices de l'éthérisation, ne doit-il pas en être de même pour toute autre personne qui déclare qu'elle désire, qu'elle veut être éthérisée et ne pas être opérée autrement? En général, je n'engage qui que ce soit à se faire éthériser pour l'extraction d'une dent ; mais aussi je ne lui refuse pas, sitôt qu'il le demande, et qu'il le demande après lui avoir décrit la période d'excitation par laquelle il doit passer avant d'arriver à celle d'insensibilité. J'établis donc comme principe qu'on doit éthériser tous ceux qui le veulent.

Depuis bientôt dix mois que je pratique l'éthérisation, j'ai bien certainement éthérisé cent soixante à cent soixante-dix personnes environ ; et chez aucune je n'ai vu survenir d'accident susceptible d'être mentionné. J'en excepte le petit inconvénient arrivé au jeune homme qui me fut adressé par M. le docteur Laugier, et dont j'ai rapporté l'observation plus haut.

Pour bien éthériser, que faut-il donc ? Une certaine habitude, un appareil convenable, et de l'éther parfaitement pur.

Il est certaines personnes dont la susceptibilité du larynx est telle, que les inspirations d'éther déterminent des accès de toux violente et comme convulsive. On finit toujours par surmonter cette difficulté et à faire cesser la toux, en procédant avec une certaine lenteur et en ne mêlant que d'une manière graduelle, pour ainsi dire, la vapeur d'éther à l'air qu'on fait respirer.

On remarque que les individus bien portants qui se soumettent d'eux-mêmes et sans préoccupation aux inhalations d'éther, arrivent plus promptement à l'éthérisme et éprouvent des sensations beaucoup plus gaies et plus agréables, et comme contraints par la maladie qu'ils éprouvent ou la douleur qu'ils redoutent. Ce n'est guère que chez ces derniers que se montrent les sensations empreintes d'une certaine tristesse.

Lorsqu'un malade est soumis par moi aux inhalations éthérées, j'ai pour habitude de l'observer attentivement, et, sitôt qu'il pâlit, de toucher son pouls afin de constater le mouvement ascensionnel des pulsations; quand elles se ralentissent, je m'assure de l'insensibilité en le pinçant sur le dos de la main, par exemple, et, s'il ne fait aucun mouvement, je lui retire l'appareil, et je pratique l'opération pour laquelle je l'ai éthérisé. Cette attention de suspendre l'inhalation de l'éther dès que l'insensibilité se manifeste, sans chercher à aller au-delà, me paraît devoir être recommandée, surtout aux jeunes chirurgiens-dentistes, en ce que ce degré est suffisant pour les opérations que nous avons à pratiquer; qu'il ne s'accompagne d'aucun danger, et qu'il ne peut être suivi d'aucun inconvénient. C'est à lui que je m'arrête constamment, et je crois pouvoir établir qu'en chirurgie dentaire il ne doit jamais être dépassé.

Il arrive souvent qu'à ce premier degré de l'insensibilité les malades ont la conscience de ce qui se passe autour d'eux, voient les mouvements du chirurgien, les instruments dont il se sert, assistent en quelque sorte à l'opération sans en être effrayés ni même impressionnés.

Un homme de trente à trente-cinq ans que j'avais éthérisé pour lui extraire une grosse dent molaire était arrivé à ce premier degré de l'insensibilité, et je me disposais à l'opérer, lorsque, relevant sa tête appuyée sur le dos du fauteuil sur lequel il était assis, il fit un mouvement de côté, cracha par terre, et se remit en place de lui-même; je lui enlevai sa dent. Revenu à lui, il raconta qu'il avait tout vu, que je m'étais servi de deux instruments; que j'avais d'abord limé sa dent, et qu'ensuite je l'avais extraite; qu'il avait craché, craignant, s'il ne l'avait pas fait, d'être obligé d'interrompre l'opération pour satisfaire à ce besoin; qu'il avait bien eu l'intention de me faire ses excuses d'avoir craché sur le tapis, mais qu'il n'en avait pas eu la force; que d'ailleurs il n'avait éprouvé aucune espèce de souffrance.

Je pourrais rapporter ici un très-grand nombre de faits du même genre; mais comme ils n'apprendraient rien de plus, je me bornerai au suivant, qui a eu pour témoin et presque pour acteur un de mes honorables amis.

M. le docteur Bancel, médecin à Melun, m'amena sa femme, en proie à des douleurs vives causées par plusieurs dents cariées. Nous convînmes de l'éthériser avant de l'opérer, et ce respectable docteur voulut bien assister à toutes les phases de l'opération. En moins de deux minutes, l'insensibilité se manifesta, et je me mis en devoir de pratiquer l'extraction des dents malades; ce que voyant, la malade se mit seule dans la position la plus convenable, ouvrit la bouche, et se prêta d'elle-même, pour ainsi dire, à toutes les exigeances de l'opération. Je lui enlevai deux grosses dents molaires, l'une à la mâchoire inférieure, l'autre à la mâchoire supérieure du côté opposé. Revenue à elle bientôt apres, elle nous affirma qu'elle n'avait absolument rien ressenti.

Sitôt que l'opération, pour laquelle on a pratiqué l'éthérisation, est terminée, il faut s'empresser de retirer le malade de son insensibilité, en le plaçant près d'une croisée, que l'on ouvre pour lui donner de l'air vif à respirer, ou en le mettant dans un courant d'air pendant quelques secondes, ou bien en lui jetant un peu d'eau fraîche au visage. J'opère ordinairement près d'une croisée à laquelle j'ai fait établir un ventilateur, ce qui me suffit presque toujours pour faire cesser les phénomènes de l'éthérisme.

Les avantages de l'éthérisme se résument en peu de mots: suspension de la douleur! Mais n'est-ce rien, que la suspension de la douleur? Pour ceux qui la connaissent, et malheureusement bien peu de gens en ce monde qui l'ignorent, on peut dire que c'est le plus grand bienfait qui, jusqu'à présent, ait été rendu à l'humanité. A ce premier avantage, qui est le plus saillant et le plus palpable, il convient d'en ajouter un second: c'est d'ôter l'appréhension de la douleur, et conséquemment de guérir du mal de la peur; et, de plus, comme les conséquences fâcheuses d'une opération, quelle qu'elle soit, sont ordinairement en raison de la douleur dont elle est accompagnée, si l'on parvient à anéantir celle-ci, il est probable que les suites, telles que fluxion, inflammation, etc., en éprouveront une modification avantageuse, ou seront fort peu considérables. C'est ce qui arrive, ainsi que l'expérience journalière le démontre.

Pour le chirurgien-dentiste, il est certain cas particuliers dans lesquels, jusqu'à présent, on a cru prudent de ne pas pratiquer l'éthérisation. Bien que certains faits assez récents tendent à faire considérer cette prudence comme exagérée, je conseille de la respecter, jusqu'à ce que l'autorité de l'expérience ait prononcé d'une manière définitive à cet égard. Ces cas, les voici :

1° Chez les femmes enceintes, dans la crainte que les vapeurs éthérées n'agissent d'une manière fâcheuse sur le produit de la conception ;

2° Chez les trop jeunes enfants, dont le système nerveux, trop délicat, pourrait être impressionné défavorablement, quoique des expériences faites en Angleterre semblent établir le contraire ;

3° Chez les femmes, à leur époque menstruelle, de peur d'arrêter ou de suspendre cette fonction naturelle si nécessaire à la santé ;

4° Chez les personnes âgées, parce que la lenteur de la circulation et les altérations des vaisseaux que présentent fréquemment les vieillards pourraient être exaspérées par l'état d'insensibilité et d'inertie que provoquent les inhalations d'éther ;

5° Chez les individus atteints d'une bronchite aiguë ; chez ceux d'un tempérament pléthorique et sujets aux congestions cérébrales ou pulmonaires ;

6° On doit encore s'en abstenir pour les opérations à pratiquer sur les amygdales, le voile du palais et l'arrière-bouche, surtout si ces operations doivent s'accompagner d'un certain écoulement de sang, parce que l'insensibilité dans laquelle se trouve l'opéré lui ôterait la conscience du sang, qui pourrait tomber par le larynx dans la poitrine et déterminer une suffocation fâcheuse.

CONCLUSIONS.

L'éthérisme ayant pour avantage de suspendre la douleur, cet avantage peut et doit être appliqué à ceux qui souffrent des dents.

Ceux qui souffrent des dents doivent rester libres de déterminer s'il y a proportion entre la souffrance qu'ils endurent et l'éthérisation à subir.

L'éthérisme, pour la chirurgie dentaire, doit être limité au premier degré, c'est-à-dire à l'obtension de l'insensibilité.

A ce degré, l'éthérisme ne peut avoir aucun danger, ni être suivi d'aucun inconvénient.

L'éthérisme s'obtient constamment avec un appareil convenable, de l'éther pur et un chirurgien expérimenté.

Les suites d'une opération pratiquée sous l'influence de l'éther sont beaucoup moins à redouter que quand cette opération est pratiquée autrement.

Ces considérations sont plus que suffisantes pour recommander l'emploi des inhalations éthérées.

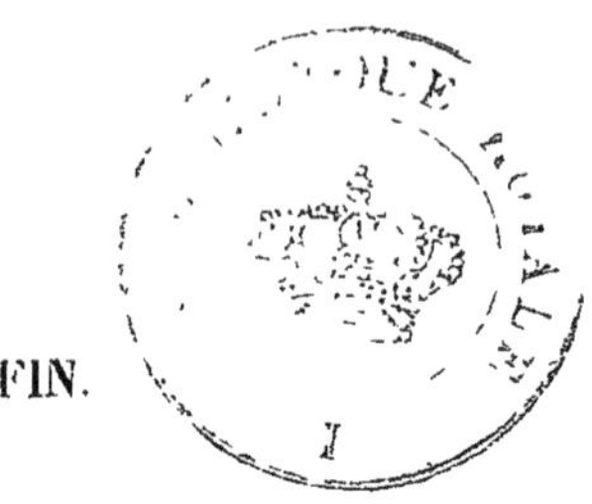

FIN.

www.ingramcontent.com/pod-product-compliance
Ingram Content Group UK Ltd.
Pitfield, Milton Keynes, MK11 3LW, UK
UKHW021203230726
13926UKWH00001B/279

9 782016 196021